AF364054

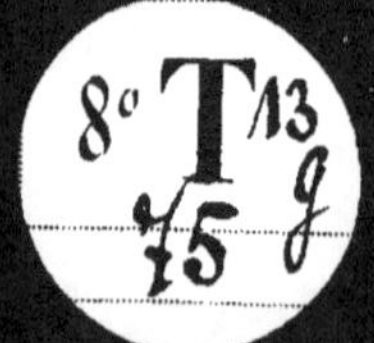

SUR

L'ORIGINE SAPROPHYTIQUE

DES

PASTEURELLOSES ÉQUINES

PAR

MM. LES DOCTEURS E. BODIN ET G. GEAY

Extrait des *Comptes rendus*
du Congrès des Sociétés savantes en *1909*, Sciences

PARIS

IMPRIMERIE NATIONALE

MDCCCCX

SUR

L'ORIGINE SAPROPHYTIQUE

DES

PASTEURELLOSES ÉQUINES

SUR

L'ORIGINE SAPROPHYTIQUE

DES

PASTEURELLOSES ÉQUINES

PAR

MM. LES DOCTEURS E. BODIN ET G. GEAY

Extrait des *Comptes rendus*
du *Congrès des Sociétés savantes en 1909*, Sciences

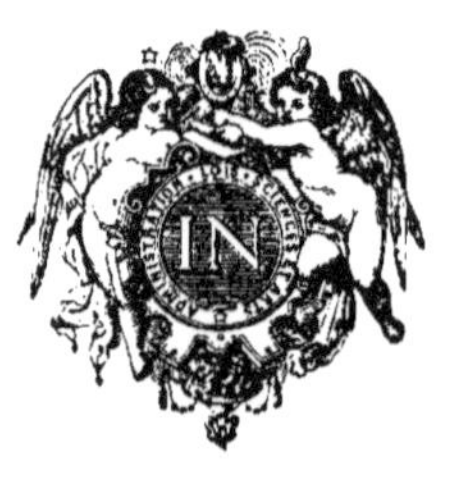

PARIS

IMPRIMERIE NATIONALE

MDCCCCX

SUR

L'ORIGINE SAPROPHYTIQUE

DES

PASTEURELLOSES ÉQUINES.

Aucun fait positif nettement observé dans l'étiologie des maladies infectieuses ne saurait être indifférent, et c'est ce qui nous engage à publier ici l'histoire d'une épidémie de pasteurellose équine avec les recherches que nous avons faites à ce sujet. Ces recherches viennent appuyer une notion de pathologie générale fort importante que nous avons particulièrement développée dans une étude sur la biologie générale des Bactéries [1] et dans un mémoire récent des *Archives de parasitologie* [2], celle de l'origine saprophytique des maladies infectieuses.

Voici très succinctement les faits que nous avons recueillis. Un fermier d'une commune voisine de Rennes et qui n'avait eu à enregistrer jusque-là aucune épizootie voit subitement, et sans cause appréciable, son cheval mourir avec des symptômes d'infection durant quelques heures. Huit jours plus tard, un second cheval, acheté pour remplacer le premier, a le même sort après quinze heures environ de maladie. Deux autres chevaux, prêtés par un voisin, succombent également à quelques jours d'intervalle et avec des phénomènes morbides analogues. Enfin un cinquième animal venu travailler à la ferme meurt dans les mêmes conditions.

En quelques jours ce fermier perd donc cinq chevaux bien portants auparavant, n'ayant eu aucun contact avec des animaux malades et qui subitement, sans prodrome, offrent les phénomènes d'une intoxication suraiguë identiques dans les cinq cas. Comme la contagion dans les locaux où le premier cheval avait succombé ne pouvait être invoquée, du moins pour les trois derniers animaux venus seulement travailler à la ferme, l'explication de cette épizootie fut immédiatement cherchée dans une autre voie et l'on invoqua la possibilité d'un empoisonnement que semblaient appuyer singulièrement la soudaineté et l'intensité des phénomènes

---

[1] E. Bodin. *Biologie générale des Bactéries.* 1 vol., Collect. Léauté; Paris, Masson, édit., 1904.

[2] G. Geay. Origine saprophytique des pasteurelloses et des maladies infectieuses en général. *Archives de parasitologie*, t. XIII, p. 5, 1908.

morbides et aussi ce fait que tous les animaux avaient consommé quelques jours avant leur mort du même foin récolté sur la ferme.

C'est avec cette idée que l'on s'adressa au Laboratoire en nous apportant la rate d'un cheval et une botte du foin incriminé. Il est vrai de dire que nous ne nous sommes point arrêtés à cette hypothèse d'un empoisonnement par le foin, que l'examen botanique révéla d'ailleurs de bonne qualité. Nous cherchâmes tout de suite s'il ne s'agissait pas là d'une infection microbienne.

Sans nous attarder à l'examen microscopique ou aux cultures, difficiles en ce cas, nous avons pratiqué des inoculations au cobaye avec des fragments dissociés de la rate de cheval et, après une série d'inoculations amenant la mort des cobayes très rapidement, nous avons pu isoler à l'état de pureté, du sang de ces animaux, une bactérie offrant la forme et les réactions des Pasteurella et douée d'une grande virulence.

Dès lors, nous pouvions établir le diagnostic exact de l'affection qui avait frappé les cinq chevaux : il s'agissait bien en ces cas de pasteurellose offrant, en raison des caractères de virulence de la Pasteurella en cause, le type suraigu qui tue en quelques heures.

Restait à trancher une autre question, celle de l'origine de cette pasteurellose équine. Entre les chevaux atteints il est possible qu'il y ait eu contagion pour deux des animaux qui ont séjourné dans l'écurie où le premier cas s'est déclaré; mais cela paraissait bien peu probable pour les deux autres venus seulement travailler à la ferme, et d'ailleurs pour le premier cas, origine de l'épizootie, aucun contact suspect n'avait pu être retrouvé.

Nous pensâmes alors à l'origine saprophytique possible de la Pasteurella et à la contamination des chevaux par le foin, que tous avaient consommé, et nous eûmes rapidement la preuve définitive du bien-fondé de cette hypothèse. Trois cobayes et un lapin, nourris pendant huit jours avec le foin que l'on nous avait apporté, succombèrent au huitième jour, presque en même temps, avec des symptômes et des lésions classiques de pasteurellose identiques à ceux des animaux inoculés avec la Pasteurella que nous avions isolée des viscères de cheval.

Nous ne pouvions souhaiter une démonstration plus claire de l'origine saprophytique de cette épizootie de pasteurellose équine. Il est évident que la contamination s'est faite ici par le foin, au moins à l'origine, puisque la Pasteurella virulente existait dans ce foin. Du reste, la suite des choses nous l'a encore confirmé, car le fermier, averti, n'hésita pas à sacrifier le foin récolté par lui cette année-là, et depuis aucun cas de pasteurellose ne s'est produit chez lui.

Comme aucun cas de cette affection n'avait été relevé dans cette ferme ou dans le voisinage depuis fort longtemps, il faut bien admettre que la bactérie existait dans le sol de la prairie où le foin avait été récolté et que cette Pasteurella vivant en saprophyte avait subi une exaltation subite de virulence. Sous quelles influences est ainsi apparue la virulence du microbe vivant dans le sol? Il est impossible de le dire dans l'état actuel de nos connaissances et pour le moment nous ne pouvons que l'enregistrer.

Quoi qu'il en soit, les faits précédents comportent diverses déductions importantes à différents points de vue. D'abord, et sur le terrain exclusivement vétérinaire, ces faits montrent combien il convient d'être prudent en présence de ces accidents subits chez l'animal, que l'on n'a souvent que trop de tendance à rapporter à un empoisonnement, et combien il faut en pareil cas procéder à une enquête bactériologique aussi minutieuse que possible, en multipliant les recherches et en s'adressant aux inoculations, qui seules permettent souvent de trancher la question que l'examen microscopique et que la culture ne peuvent aisément résoudre. Depuis notre première observation relatée ci-dessus, cette méthode des inoculations nous a permis d'établir la nature microbienne et le diagnostic précis de pasteurellose aiguë dans deux autres cas d'accidents subits chez des chevaux pour lesquels on avait soupçonné un empoisonnement dû à la malveillance.

Notre observation vient ensuite démontrer l'origine saprophytique des pasteurelloses en un certain nombre de cas. Galtier, Violet, Lignières. Nocard, Leclainche en ont déjà cité de remarquables exemples. Dans l'étiologie de ces affections, la contagion d'individu malade à individu sain est indiscutable et joue un rôle important, mais elle n'est pas tout et l'origine saprophytique intervient, permettant d'expliquer ces cas sporadiques et ces épidémies que l'on voit parfois prendre naissance brusquement, alors que l'enquête la plus minutieuse ne permet pas de déceler de contagion à l'origine.

Ce fait acquiert une importance que l'on conçoit sans peine dans ce groupe des pasteurelloses, dont le type est le choléra des poules, qui peuvent frapper diverses espèces animales et auxquelles il convient de rattacher la peste humaine, véritable pasteurellose du rat transmissible à l'homme.

D'ailleurs il nous semble que des faits comme ceux que nous venons de rapporter ont une signification d'ordre général et que leur intérêt dépasse le cadre de l'affection particulière à laquelle ils appartiennent. Ne viennent-ils pas éclairer singulièrement l'étiologie des maladies bactériennes humaines et animales, en nous montrant que l'origine de certaines de ces maladies ne doit pas toujours être recherchée dans la contagion et que parfois les germes de ces affections proviennent du sol, vaste réservoir d'où tout part et où tout revient, et dans lequel ces germes vivant ordinairement en saprophytes peuvent, sous des influences encore difficiles à préciser. acquérir des propriétés nouvelles de virulence vis-à-vis de l'homme ou des animaux?

Actuellement cette origine saprophytique est bien établie en un certain nombre de cas de maladies humaines appartenant au groupe des mycoses et à celui des infections bactériennes, et il n'est pas sans intérêt de rappeler que ces faits viennent confirmer d'une manière éclatante l'hypothèse que Pasteur émettait sur l'origine des maladies épidémiques à l'aurore même de l'ère bactérienne, le 28 février 1881, en communiquant à l'Académie des sciences ses découvertes sur l'atténuation et le retour à la virulence de la Bactéridie charbonneuse.